AF311995

CONSIDÉRATIONS GÉNÉRALES

SUR

LES VARUS ET LEUR TRAITEMENT,

A PROPOS

D'UNE GUÉRISON DE *VARUS GUTTA ROSEA PUSTULOSUS*

AU MOYEN D'UNE POMMADE AU PROTO-IODURE DE MERCURE,

PAR M. LE DOCTEUR DAUVERGNE,

Médecin de l'hôpital de Manosque.

———

Divers lecteurs du *Bulletin* pourront ne pas comprendre le mot *varus* que je m'obstine à employer; d'autres trouveront étrange que je reste le seul peut-être à vouloir conserver la nomenclature d'Alibert; tandis que plusieurs n'y verront qu'un témoignage de reconnaissance adressé à mon illustre maître... Sans doute, je tiens à honneur d'exprimer ce sentiment à la mémoire d'Alibert, dans le plus d'occasions possible; cependant, comme ce sentiment est encore dominé par l'amour de la vérité, il importe que j'explique mon *etiamsi omnes, ego non.* D'ailleurs, il est toujours fort utile de faire précéder la question scientifique des faits pratiques, puisque celle-ci doit éclairer les autres.

Je m'obstine à conserver la classification d'Alibert, parce que tout présage qu'un jour on y reviendra. Que dis-je!... chaque jour les nouveaux écrits qui paraissent sur les maladies de la peau ont de la tendance à se dépouiller du langage et surtout des idées et des

1858

principes de la classification de Willan. J'emploie, enfin, la classification d'Alibert, parce que, avec l'idée de nature de la maladie,
dont elle se préoccupe tout d'abord, elle cherche les caractères extérieurs les plus saillants et les plus constants pour les faire reconnaître. Or, ceci, qui a été reproché au spirituel médecin de nos
anciens rois, est justement un de ses plus grands mérites, parce que,
avant tout, il faut bien diagnostiquer, et surtout sûrement. D'ailleurs, est-ce que tous les caractères extérieurs, partant physiques,
ne sont pas des phénomènes anatomo-pathologiques? La différence,
à ce sujet, entre Willan et Alibert, c'est que le premier s'est limité
à quelques-uns, et que le médecin de l'hôpital Saint-Louis les a tous
utilisés. Il y a la même différence, à cet égard, entre ces deux méthodes, comme se plaisait à le dire le célèbre professeur, qu'entre
es systèmes de Tournefort ou de Linné et la méthode de Jussieu.
Pour Alibert, les furfures, comme les écailles, les pustules, comme
les croûtes, les vésicules, comme la sérosité, la forme des plaques
herpétiques, les papules, les concrétions sébacées, tout était mis à
profit, pourvu que ces caractères eussent la double qualité d'être
des plus saillants et des plus constants. Or, toutes ces excrétions ou
conditions extérieures des organes de la peau malade ne sont-elles
pas des effets pathologiques qui rentrent dans l'étude de l'anatomie
morbide, comme les squammes, les pustules, les vésicules et les papules de Willan, qu'à tort, on doit le reconnaître aujourd'hui, il
voulait considérer comme éléments anatomiques?

Les pustules, les vésicules, les squammes sont si peu des éléments
anatomiques et surtout des éléments de maladie, que j'ai été le
premier à montrer que la forme des maladies de la peau dépendait
de la constitution individuelle et de la différence des organes de la
peau affectés. (*Histoire de l'inflammation dartreuse*, Paris, 1833.)
Ainsi, suivant que la maladie a envahi un tempérament sec ou pi-
tuiteux comme disaient les anciens, fibrineux ou albumineux comme
j'ai dit naguère, la maladie de la peau est sèche ou sécrétante. J'ai
cité, en effet, diverses familles affectées de dartres, qui étaient dif-
féremment atteintes dans leurs divers membres, suivant le tempérament de chacun d'eux. Toujours les maladies sécrétantes aux
tempéraments lymphatiques, les maladies sèches aux tempéraments
sanguins et nerveux. Il y a plus : c'est que, si telle maladie ordinairement sèche affecte par hasard un tempérament plus ou moins
lymphatique, elle sera plus ou moins modifiée. En effet, j'ai vu
des individus gros, gras, albumineux, avoir des dartres furfuracées

arrondies (*lepra vulgaris*) avec des couches de squammes épaisses comme deux écus de cinq francs, dénaturées et méconnaissables par une sécrétion muqueuse supplémentaire, qui agglutinait ces furfures, de manière à simuler les croûtes de la *melitagra flavescens* (*impétigo*). Il fallait décomposer ces croûtes pour y reconnaître les couches de furfures agglutinées ; il fallait remarquer que, quoique les diverses plaques arrondies fussent toutes confondues entre elles sur la surface du membre, le bord extérieur de ces grandes plaques figurait encore les divers cercles qui les composaient. En même temps ce bord finissait brusquement avec le tégument sain, ce qui n'arrive pas avec la dartre squammeuse humide (*eczéma*) ni avec la mélitagre flavescente.

Voilà donc des furfures, ou bien des squammes, comme l'a voulu la transposition de Willan pour avoir une distinction exacte de moins, et laisser sans dénomination les véritables squammes de la dartre squammeuse humide ; voilà, dis-je, des furfures qui, loin de pouvoir être considérées comme élément de maladies, se trouvent dominées par la constitution individuelle. Les éléments anatomiques des maladies doivent être cherchés ailleurs, et l'on ne les trouvera que lorsqu'on saura positivement que l'inflammation limitée aux aréoles du derme produit le furoncle ; que celle de toute la surface extérieure de la peau constitue l'érysipèle ; que celle en particulier des follicules sébacés ou pilifères détermine des pustules ; celle des glandes ou des canaux sudipares, diverses espèces de vésicules ; celle des papilles, des papules ; celle du corps muqueux de Malpighi, ou la surface sécrétante du derme destinée à reproduire l'épiderme, les dartres furfuracées ou sèches, etc. Tels sont les termes de la question véritablement anatomique, tel est le terrain sur lequel je l'ai amenée depuis 1833 par ma thèse inaugurale (ouvr. cit.). De cette manière on pourrait faire des classes anatomiques de maladies suivant les divers organes de la peau ; encore tout cela ne rendrait pas compte de la nature particulière de l'affection de ces divers organes, puisque nous voyons des pustules dartreuses et syphilitiques, des tubercules strumeux, syphilitiques et lépreux, des pustules de *phyzacia* (*ecthyma, rupia*) et de variole, des grandes écailles de l'*herpes squammosus madidans*, dartre squammeuse humide, et celles du *pimphigus*. La science ne sera complète que lorsqu'on connaîtra l'altération générale constitutionnelle qui détermine la maladie, et le siége particulier de l'organe de la peau qui en produit la forme. Or, dans cet avenir de la science, Alibert sera encore dans le vrai, ou plutôt il aura préparé cet avenir, parce que, s'il n'a pas montré à quelle altération de nos liquides est due cette nature des maladies, s'il n'a pas montré avec le microscope le siége organique des lésions cutanées, il s'est préoccupé de cette nature des maladies, en rassemblant tous leurs phénomènes de physionomie, toutes leurs analogies de marche et de terminaison; et il y a réussi, car, en groupant ainsi ces affections, il a rassemblé les indications thérapeutiques les plus analogues, il a enfin groupé aussi les traitements. N'est-ce pas tout ce que l'on pouvait faire à son époque et même tout ce qu'on peut faire de nos jours, parce que, en agissant ainsi, l'on facilite la pratique et l'on place tout aussitôt la science sur la véritable route du progrès? L'oubli d'idées si justes et si saines ne rappelle-t-il pas cette discussion de Boerhaave et de Ruysch, dans laquelle triomphèrent les erreurs de ce dernier, qui contestait le caractère glanduleux des cryptes sébacés, et, enfin, n'est-ce pas le cas de répéter avec M. Rosenbaum : « Ce fut ainsi que les idées vraies et fausses sur les maladies de la peau furent confondues pendant longtemps, jusqu'à ce qu'enfin la *mauvaise doctrine* prît le dessus, grâce aux efforts de Willan et de Bateman. » (*Histoire et critique des doctrines des maladies de la peau*, par J. Rosenbaum, Halle, 1844, traduit. par M. Daremberg; *Annales des maladies de la peau*, de M. Cazenave, t. II, p. 200.)

Nous avons d'autant plus de raison à nous obstiner à conserver la classification d'Alibert que nous ne sommes pas le seul à nous apercevoir de son mérite. M. Rosenbaum, tout préoccupé qu'il est des classifications d'Allemagne et de celle qu'il croit devoir leur substituer, ne peut s'empêcher, en citant la classification d'Alibert, de reconnaître qu'il *avait composé le plus souvent la plupart de ses groupes avec succès* (ouvr. cité). Or, il n'a pas pu en dire autant des classifications, qu'il a cru devoir reproduire si compendieusement, de Struve, de Fuchs de Goettingue, d'Erasme Wilson, du conseiller Isensée de Berlin, d'Alfara de Madrid, tandis que je ne pense pas qu'il ait lui-même dépassé notre maître, quoiqu'il s'efforce d'abord de l'imiter, puisqu'il dit qu'il va essayer de donner une classification qui *tiendra surtout compte de la nature des maladies de la peau* (ibid.). Il nous a paru, au contraire, que la classification de M. Rosenbaum, tracée d'abord sur les altérations d'organes et de fonctions de la peau, n'était qu'une savante confusion d'anatomie et de physiologie cutanée, au milieu de laquelle se perdent les maladies de la peau et surtout leur nature. Ce docte essai, comme toutes les classifications d'Allemagne citées, prouve une fois de plus qu'il n'y en a qu'une de possible. Je dis *qu'une*, parce que sérieusement, de ce qu'il aura plu à Willan d'accoler la variole, les varus, la *melitagra*, le *phyzacia*, à cause de leurs pustules, d'ailleurs si différentes, il ne s'ensuit pas qu'il ait créé une classification. Pour cela, il faut avoir une idée vraie qui domine la question entière, et nous avons montré qu'il n'avait d'idées ni anatomiques, ni physiologiques, ni pathologiques. On a prétendu que sa classification facilitait le diagnostic, qu'elle le simplifiait : je soutiens que c'est la plus grande des erreurs, puisque, pour cela, il faudrait au moins deux choses :

1° Que ces pustules fussent toujours reconnaissables à tous les yeux ;

2° Qu'elles existassent dans toutes les phases de la maladie.

Or, qu'on essaye de faire diagnostiquer, je ne dirai pas à un jeune élève, mais même à bien des médecins, une vésicule d'une pustule, et l'on verra si plusieurs ne les confondent pas fort souvent ; qu'on cherche, dans bien des dartres squammeuses humides, des vésicules, et l'on verra si on découvre autre chose que la gouttelette roriforme qui suinte à travers la peau ! Or, s'il n'y a pas de vésicule, comment établir un diagnostic qui doit se fonder sur elle ?

Enfin, je suis si convaincu que les Willanistes ne jugent des maladies que par l'ensemble de leurs phénomènes et par les caractères *les plus saillants et les plus constants* qu'a saisis Alibert, que je proposerai volontiers l'essai suivant : de présenter, même à des cliniciens exercés, une portion de la peau malade grande comme deux écus de cent sous, avec le soin de recouvrir tout le reste. Si leur système est vrai, un élément anatomique étant donné, ils doivent connaître la maladie. Or, ils le prétendaient ainsi lorsque, dans les premières éditions des ouvrages des Willanistes, on voyait apparaître des petits échantillons de diverses maladies, grands comme les deux doigts. Ces petits carrés réunis ressemblaient à s'y méprendre à ces cartes d'échantillons que colportent les marchands de toiles peintes. Eh bien, ils étaient conséquents ! Ou leur prétention était fausse, ou ces simples échantillons étaient suffisants. Néanmoins, ils suffisaient si peu que dans les dernières éditions des dermatologistes qui avaient adopté le système anglais, on s'est empressé de représenter une tête, un bras, une jambe, pour retracer, avec leurs prétendus signes diagnostiques, les autres caractères des maladies.

Malgré tant de raisons et de faits significatifs, l'erreur reste et n'est pas près de disparaître. Qu'en penseront les siècles à venir, si ce n'est ce que nous en savons depuis longtemps : l'homme est de glace aux vérités, il est de feu pour le mensonge ?..

Quelle différence avec la doctrine d'Alibert ! Notre maître, saisissant la pathologie cutanée dans ce qu'elle a de plus important et de plus général, sépare d'abord les maladies de la peau par leurs causes primitives, par leurs pathogénies radicales, ne se servant des caractères graphiques de détail que pour différencier entre elles les diverses espèces. Or, nous disons que cette méthode triomphera, qu'on rougira un jour de l'avoir abandonnée, parce que c'est ainsi qu'on trouve la maladie dans l'organisme. Elle réside dans la constitution générale, avant de se montrer sur la peau ! C'est ainsi que procède la pratique : elle s'efforce d'abord d'atteindre les sources du mal, et ce n'est que lorsqu'elle ne peut pas y parvenir qu'elle se limite aux phénomènes locaux.

Mais, d'ailleurs, qu'a fait Alibert ? Il a d'abord séparé sa famille des maladies de la peau des autres affections, et il a appelé les espèces qui la composaient du mot générique de *dermatoses*, mot élégant qui est resté et qui est prononcé par toutes les bouches. Il a ensuite divisé les maladies en eczémateuses, exanthémateuses, scabieuses, dartreuses, cancéreuses, lépreuses, etc., afin de rester aussi fidèle à la nature des choses qu'aux phases de l'histoire de la médecine, au sens réel de la pathologie. J'ai prouvé ailleurs (*Historique des dartres depuis les temps hippocratiques jusqu'à nous ;* thèse inaugurale citée, Paris, 1833) qu'Alibert ne s'est jamais permis de prendre en particulier, pour désigner une maladie, un nom qui avait eu un sens général, et qu'il avait pris ses dénominations dans les termes les plus clairs et les mieux consacrés par les médecins grecs ou latins. Il a fait plus : il a tellement tenu à concilier l'histoire qu'il n'a pas même rejeté les idées de la médecine du moyen âge et de la renaissance. Willan, au contraire, a pris en particulier des noms génériques ; il s'est servi des noms particuliers pour désigner des phénomènes généraux. A telle maladie qui meurt où elle naît, il a assigné le nom de telle autre qui indique le phénomène de la reptation, phénomène que Galien lui-même fait remarquer lui avoir mérité ce nom. *Sicuti nomen ipsum indicat* (ερπης *ab* ερπω, *serpo, repto*), *ritu serpentis bestiæ, relicto priore loco, transit ad alterum.* (*Méth. méd.,* lib. II, cap. ii.) Le nom de l'affection qui a été la réprobation de toute l'antiquité, qui est encore la frayeur de tout le monde aujourd'hui, tant elle est horrible et fatale, il l'applique à une affection de la peau, grave sans doute, mais qui s'allie souvent avec la santé la plus florissante. On a prétendu à ce sujet qu'il s'était étayé sur Paul d'Egine, mais Paul d'Egine dit plus clairement le contraire que bien des médecins grecs : *Verùm lepra* PER PROFUNDITATEM CORPORUM CUTEM *depascitur orbiculationis modo, una cum hoc quod* SQUAMAS PISCIUM SQUAMIS SIMILES *dimittit. Scabies autem* MAGIS IN SUPERFICIE *hæret et variè figurata est, et* FURFURACEA *corpuscula remittit.* (Lib. IV, cap. II, édit. Janii Cornarii.) Si l'*orbiculationis modo* a pu tromper Willan, la profondeur de l'affection dans la peau et cette heureuse distinction des écailles et des furfures auraient dû le faire se raviser.

Il y a plus encore ! c'est que les médecins grecs ont si peu dû appliquer le mot λεπρα aux affections furfuracées, et surtout à la dartre arrondie, que, depuis Archigène jusqu'à Plenck et Lorry, nous voyons désigner cette affection par le nom d'*impétigo,* transporté encore par Willan à une maladie sécrétante. Aétius s'explique clairement à cet égard, puisqu'il dit expressément : *Differt autem lepra ab impetigine sylvestri, eò quòd impetigo orbiculatim semper ad vicinos locos proserpit.* (*Tétrab.*, IV, serm. II.) Avec de telles preuves, que penser de Bateman, qui, après avoir dit hardiment : « Les Grecs donnèrent d'un commun accord le nom de λεπρα à une éruption squammeuse (comme cette étymologie l'indique), » renvoie avec encore plus de hardiesse à Paul d'Egine, Aétius et Galien, dont il semble ainsi avoir traduit le fond de la pensée...? (Bateman, *Abrégé des maladies de la peau,* traduction de Bertrand, p. 54.)

Ainsi, plus on consulte l'histoire de la médecine, plus l'on réfléchit sur la pathologie, plus on est assuré que Willan a bouleversé l'une et l'autre à tort et à travers, ou plutôt, pour réaliser encore une fois cette admirable sentence du vieillard de Cos, que « celui qui, rejetant et dédaignant tout le passé, tente d'autres méthodes et d'autres voies et prétend avoir trouvé quelque chose, celui-là se trompe et trompe les autres. » (Hippocrate, *De l'ancienne médecine,* ch. II.) Il n'y a que pour le fond, l'idée mère de son système, le faux principe anatomique enfin, qu'il ait imité Plenck. C'est pourquoi on ne peut comprendre qu'avec tant de fautes, tant de contre-sens en philosophie, en histoire, en raison, l'erreur ait triomphé et puisse dominer encore... *Fiat lux !*... Du moins j'y contribuerai par mes faibles moyens autant qu'il me le sera donné et toutes les fois que le sujet m'en fournira l'occasion.

Mais pourquoi, dira-t-on, cette longue discussion de principes à propos d'un simple cas de guérison de *varus gutta rosea ?* Parce que les médecins de nos jours ne sont pas suffisamment fixés sur la nature des varus. Tandis que M. Rochard prétend avec son iodure de chlorure mercureux dépurer la constitution en faisant exsuder la partie malade, M. Hardy regarde les varus comme maladies simplement locales. (*Moniteur des Hôpitaux,* avril 1857.) J'ai cru, pour les besoins mêmes de la pratique, devoir montrer que ces affections, qui forment un genre des maladies dartreuses, y tiennent diversement, c'est-à-dire diverses espèces entièrement et d'autres presque point ou pas du tout, ce qui ne condamne nullement Alibert, mais montre une fois encore que toute chose a une terminaison insensible. De là, on le comprend, la diversité des traitements ; de là, la différence de réussite.

Ce qui prouve, contrairement à M. Hardy, que la plupart de ces maladies tiennent à une cause générale, c'est que l'on rencontre des personnes, chez lesquelles des négligences de toilette permettent à la matière séhacée de se concréter dans les follicules, n'avoir pas pour cela des *varus gutta rosea,* et d'autres, guéries de ces varus, les voir constamment reparaître.

Mais il y a plus, et le cas que je citerai en est un exemple : il est des varus qui affectent, outre les follicules, le corps muqueux de Malpighi ; qui, par conséquent, en même temps que des pustules produisent des furfures. Est-ce que ces espèces-là ne tiennent pas plus particulièrement aux dartres ? Est-ce que la mentagre qui exsude des matières qui se concrètent, qui finit par se résoudre en furfures se reproduisant aussi longtemps que persiste une certaine rougeur, ne tient pas aux dartres par la plus analogue physionomie ? Nul doute que le simple *varus sebaceus* (*acne punctata* de Biett, je crois) ne soit seulement une altération ou même une disposition organique des follicules cutanés. Mais personne ne conteste que la disposition organique locale ne puisse avoir certaine influence sur la forme des maladies ; de même sera-t-il impossible de nier qu'avec cette condition anatomique et un peu d'acrimonie générale, comme disaient les anciens, il ne survienne un *varus gutta rosea.* Pour preuve, c'est que chez bien des jeunes gens, tant que cette disposition est fomentée par la force de l'âge, peut-être par l'orgasme génital, les pustules se reproduisent, tandis que leur peau devient unie et blanche lorsque l'âge est arrivé, bien que la peau reste toujours huileuse et les follicules très-prononcés.

Disons que la plupart des varus sont occasionnés par une disposition générale et déterminés, surtout pour la forme extérieure, par une condition organique locale. Disons encore que la pratique doit prendre en considération ces deux sources du mal pour ne pas faire fausse route, ce qu'elle ferait encore, si elle considérait comme une dépuration l'exsudation produite par les topiques extérieurs ; et si, dans bien des cas, elle ne cherchait pas à modifier la constitution générale. Une dépuration, je l'ai dit (Dogmatisme pratique des maladies dartreuses, *Bulletin de Thérapeutique*, t. XXXVI et XXXVII), dans l'état de la physiologie normale et pathologique, ne peut être qu'une élimination plus ou moins prolongée et des assimilations nouvelles déterminant une recomposition constitutionnelle. D'ailleurs, nous verrons que le phénomène d'exsudation locale, relaté par M. Rochard au sujet de l'iodure de chlorure mercureux, a été produit par M. Hardy avec le bi-iodure de mercure. Je montrerai que pareil phénomène est déterminé par les cautérisations avec l'azotate d'argent, préconisées, il y a plus de trente ans, par Alibert, tandis que ce qui explique le mécanisme de toutes ces curations, c'est qu'on observe des guérisons spontanées par la violence de l'inflammation naturelle de certains varus, inflammation qui obture les follicules en les détruisant ou en faisant adhérer leurs parois.

Pour me résumer, je dirai donc que certains varus, se rapprochant plus particulièrement des dartres par leur cause générale, guérissent d'autant mieux que leur traitement ressemble davantage aussi à celui qu'on oppose d'ordinaire à ces maladies, que cependant d'autres varus réclament seulement un traitement local, ou ne sauraient guérir si l'on ne modifiait pas la disposition organique locale. D'ailleurs, pour bien faire connaître nos idées à cet égard, nous allons passer en revue la thérapeutique de ces diverses espèces de maladies et fixer ainsi, autant qu'il sera possible, la science sur la valeur réelle des prétentions des nouveaux moyens préconisés, moyens parmi lesquels je range le proto-iodure de mercure utilisé pour la première fois par M. Boinet, pour les varus, mais employé avec succès, depuis plus de vingt-cinq ans, à l'hôpital Saint-Louis, pour d'autres maladies dartreuses, dans les services d'Alibert et de Lugol, avant le goudron, que j'ai étendu, dès cette époque, à toutes les maladies dartreuses. Nous réservions la pommade au proto-iodure de mercure pour l'*herpes furfuraceus circinnatus* (*lepra vulgaris*), et le personnel de l'hôpital Saint-Louis d'alors pourrait se rappeler le scribe Chapsal, si connu, qui vit disparaître par ce moyen une dartre de cette espèce qui avait résisté à un long traitement arsenical dirigé par Biett.

De tels précédents me firent d'autant plus facilement adopter le traitement de M. Boinet, que le varus auquel je l'adressais avait plus particulièrement une physionomie dartreuse. En voici d'ailleurs l'histoire :

Une femme de vingt-huit ans, nourrice depuis vingt-quatre mois, portait depuis six années un *varus gutta rosea pustulosus*, disséminé sur toute la face, mais plus prononcé sur les pommettes, le nez et la houppe du menton. Les pustules, petites, n'ayant pas un noyau inflammatoire profond dans le derme, se séchaient facilement ou du moins restaient longtemps à l'état sec, présentant alors un point noir composé de sang et de matière albumineuse épanchés dans l'utricule folliculaire, plutôt que de matière sébacée durcie. Enfin, ce petit point noir était une petite croûte, car quelques-uns étaient jaunâtres, translucides comme du succin. A côté des plaques agglomérées des joues et à l'entour de quelques-unes des pustules isolées, on voyait quelques furfures. Toujours est-il que cet assemblage de croûtes, de furfures et de pustules rouges isolées rappelait à la fois le varus, la *melitagra* et l'*herpes furfuraceus volitans* (*pityriasis*), et justifiait non-seulement Alibert d'avoir classé le varus parmi les dartres, mais montrait encore que certaines espèces s'y rattachent plus particulièrement. Cette jeune femme, qui avait ainsi un aspect repoussant et de maladie et de saleté, avait essayé vainement des lotions sulfureuses et mercurielles (solution de sublimé, espèce d'eau rouge d'Alibert), et je lui conseillais une pommade au proto-iodure de mercure avec d'autant plus de confiance, que l'aspect de ce varus se rapprochait davantage des dartres sèches sur lesquelles j'avais vu réussir ce même remède. Malheureusement cette femme ne voulait pas faire de traitement intérieur dans la crainte de tarir son lait ; je me bornai donc au traitement extérieur en lui conseillant de se frictionner deux fois par jour avec la pommade suivante :

Pr. Axonge........................... 30 grammes.
Proto-iodure de mercure............. 4 grammes.

Mêlez exactement.

Cette ancienne formule, que nous avions toujours suivie à l'hôpital Saint-Louis, ne produisit point de cuisson vive, seulement elle amena une croûte générale par suite des couches de pommade accumulées et agglutinées avec des croûtes et des furfures.

Quinze jours après, je conseillai un lavage à l'eau de savon, et tout disparut, pommade et croûtes ; la peau fut au-dessous unie et blanche.

Voilà donc un succès à joindre à ceux de M. Boinet, aussi éclatant que peuvent l'être les merveilles de l'iodure de chlorure mercureux. Mais la question pratique n'est pas toute là ! Est-ce que la guérison est également définitive avec l'un et l'autre moyen ? Est-ce qu'ils sont tous les deux également applicables à toutes les espèces de *varus gutta rosea* ? Est-ce qu'il n'y aurait pas d'autres manières d'employer notre remède, pour être moins désagréable aux personnes qui subissent pareil traitement ? Enfin, est-ce qu'il doit être toujours employé aux mêmes doses ?

Telles sont les questions pratiques auxquelles la science a à répondre afin d'assigner à chacune de ces nouvelles substances la part exacte qui doit lui revenir dans le traitement du *varus gutta rosea*. Sans doute nous ne sommes pas en mesure de remplir entièrement cette lacune, mais cette étude a pour but de décrire quelques faits très-significatifs qui indiqueront la manière d'y parvenir, et la véritable route que l'expérience ultérieure ait à parcourir pour y arriver sûrement.

Remarquons d'abord ces trois faits :

1° Que ma pommade réussit bien dans un *varus gutta rosea* superficiel, peu hypérhémié, mais à condition que son action modificatrice agisse sans relâche pendant quinze jours ; car je ne pense pas qu'elle eût produit le même effet si chaque jour on avait fait disparaître les traces du remède par un lavage ;

2° Que les pommades à l'iodure de chlorure mercureux guérissent après avoir excité une vive inflammation, qui détermine une exsudation séro-plastique pouvant se prendre en croûte ;

3° Que les guérisons obtenues par M. Hardy au moyen du biiodure de mercure employé à parties égales d'axonge et d'iodure se sont effectuées à la suite de pareilles inflammations et exsudations (ouvr. cité), phénomènes de vésication également observés après les cautérisations à l'azotate d'argent qu'employait Alibert, et dont j'ai indiqué deux guérisons dans le *Journal universel des sciences médicales* (année 1829).

Si je ne me trompe, tout ceci ne vient pas à l'appui de la spécificité d'action de l'iodure de chlorure mercureux, non plus qu'à celui du proto-iodure de mercure, mais au degré d'action de ces moyens, suivant qu'il s'agit de produire une plus vive inflammation médicatrice.

Mais quelle peut être cette inflammation médicatrice? Peut-elle être comprise, saisie dans ses phénomènes d'évolution? Voici ce que l'on observe :

Quelques varus pustuleux se manifestent avec des pustules très-grosses, très-tuméfiées, rouges, dures, douloureuses même, siégeant dans la profondeur du derme, ressemblant à s'y méprendre à de petits furoncles, car le grumeau intérieur, de matière sébacée, peut être comparé à un bourbillon. De telles pustules s'abcèdent, se vident, et ensuite se cicatrisent, de manière que leur cicatrice est très-visible. J'ai vu un homme qui avait ainsi la figure couturée de petits points d'une couleur un peu plus blanche ou rosée que le reste de la peau qui restait hypérhémiée par suite des pustules voisines et successives. Or, après les cicatrices, immédiatement sur les points où on les observait, il n'y avait plus de nouvelles pustules, et l'individu dont je parle, après quelques années d'un *varus gutta rosea pustulosus* des plus violents et des plus désagréables, en fut précisément guéri, lorsque tous les follicules si violemment enflammés se furent successivement abcédés, vidés et cicatrisés. Dans les varus ordinaires de cette espèce, on observe quelques pustules, beaucoup plus grosses et plus douloureuses que les autres, qui se comportent de la même manière. Aussi, si on y fait beaucoup d'attention, on retrouve les cicatrices qui en résultent, et l'on remarque que les pustules ne se reproduisent plus à ce même point.

Dès lors, que vous excitiez une inflammation violente et suppurative avec l'iodure de chlorure mercureux, le bi-iodure ou le proto-iodure de mercure, l'azotate d'argent, etc.; vous produirez les mêmes phénomènes inflammatoires, partant des conséquences pareilles. Peut-être cependant un topique plus actif, outre la cicatrisation des follicules d'autant plus sûre que l'inflammation a été plus forte, déterminera-t-il aussi l'oblitération de divers vaisseaux capillaires pathologiques et barrera-t-il ainsi les sources de l'hypérhémie, ou, si vous voulez, les moyens de l'inflammation. C'est de cette manière que l'on peut s'expliquer les guérisons des *varus gutta rosea* papuleux, dans lesquels on a pu comprendre le rôle que jouent les follicules sébacés.

Tout doit donc faire admettre que ce que l'on obtient avec l'iodure de chlorure mercureux, on l'obtiendrait aussi avec d'autres iodures comme avec une pommade à l'azotate d'argent préconisée d'ailleurs par ce même mode d'action pour diverses inflammations de la peau, par notre illustre ami le professeur Jobert de Lamballe. Avant d'admettre donc ces prétendues dépurations par une suppuration locale, dépurations que le raisonnement et la physiologie condamnent, on aura à essayer le degré de puissance de chacun des agents dont nous avons parlé, soit pour en adopter définitivement un, soit pour les réserver, chacun suivant leur action, à telle ou telle espèce de varus.

Seulement, dira-t-on, à prendre ainsi ces phénomènes locaux en si grande considération, pourquoi ne pas admettre comme M. Hardy que ces maladies sont uniquement locales ? Parce que nous les avons vues presque toujours se reproduire malgré une guérison en apparence très-complète ; parce que nous avons pu constater l'heureuse influence d'un traitement général et de soins hygiéniques préservatifs.

Nous allons toutefois passer en revue les divers traitements que nous opposons à ces différentes espèces de varus, et l'on distinguera mieux, ainsi que nous l'avons déjà dit, ceux qui, tenant de plus près aux affections dartreuses, réclament plus particulièrement un traitement modificateur général, et ceux qui, s'éloignant le plus de la cause générale, n'exigent que des correctifs à la disposition organique locale.

Avant, et d'ailleurs pour toujours mieux préciser les détails pratiques dans lesquels je vais entrer, qu'on me permette d'indiquer les différentes espèces de varus que je distingue, parce que, pour la théorie comme pour la pratique, je crois tout à fait insuffisantes les trois espèces admises par l'école des prétendus éléments anatomiques, tandis que je fais quelques additions qui ajoutent plus de précision aux espèces d'Alibert.

Genre varus et ses différentes espèces.

Varus ...	Hordeolatus.	
	Sebaceus.	
	Gutta rosea	Pustulosus.
		Papulosus.
		Tuberosus.
	Mentagra	Fluens.
		Induratus.

Ces espèces étant maintenant bien distinctes, nous allons rapidement indiquer le traitement de chacune d'elles.

Contre la première espèce, j'emploie des frictions sur les paupières avec une pommade au précipité rouge, pommade que je formule ainsi :

Pʀ. Pommade de concombre . . . . 10 grammes.
Oxyde rouge de mercure . . . . 60 centigrammes.

Frictionnez soir et matin, gros comme une lentille, sur les paupières. Cette pommade excite vivement les tumeurs folliculeuses à se terminer par suppuration, et, une fois qu'elles sont abcédées, la continuation du remède provoque une inflammation adhésive des parois du cyste ciliaire, de manière que l'orgéolé ne se reproduit plus. Dernièrement, je fus consulté pour une jeune demoiselle, depuis longtemps défigurée par une succession de ces tumeurs vareuses sur les paupières. Pareil traitement en a empêché définitivement la reproduction.

Le *varus miliaris* ne paraît être qu'une inflammation ou peut-être une hypertrophie des parois des cystes sébacés. Mais cette inflammation ou hypertrophie qui les fait saillir n'est pas assez intense pour amener une pustule, comme dans le *varus gutta rosea pustulosus*. On voit des saillies sur la peau, notamment au front, sans ordinairement remarquer de changement de couleur à la peau. Quelle est cependant la cause de cette turgescence des parois des follicules? Est-ce la matière sébacée qu'ils contiennent qui s'est concrétée? Mais toutes les fois que pareil phénomène arrive, il n'y a pas une saillie semblable des parois folliculaires. Néanmoins, il doit y avoir, avec l'altération organique, une perturbation fonctionnelle qui en est probablement la cause originelle. Ce qu'il y a de certain, c'est que cette légère affection de la peau survient constamment chez les personnes qui ont les follicules très-développés, par conséquent la peau huileuse et grasse, et que je n'ai pas trouvé de meilleur traitement que les lotions alcalines et de fréquents lavages au savon pour dissoudre et entraîner ces sécrétions folliculaires. Or, comme avec le temps et la patience j'ai guéri ainsi bien des personnes, je suis tenté de croire que la stagnation de la matière sébacée, ou une hypersécrétion, était la cause de cette sorte d'hypertrophie des follicules.

Je ne prescris pas d'autre traitement pour le *varus sebaceus* (*acne punctata* de quelques Willanistes, de Biett, je crois). Or, ici, pourquoi la concrétion manifeste de la matière sébacée ne produit-elle pas l'exubérance du cyste? Je l'ignore! ou, du moins, cette circonstance démontre la part qu'il faut faire à la constitution individuelle, à la disposition particulière générale, et comment il est difficile d'admettre avec M. Hardy que chacune de ces maladies soit purement locale. Toutefois, s'il en existe une, ce doit être celle-ci; car on peut suivre à la fois et sa cause et ses effets, de même que le rationalisme de son traitement. J'ai effectivement vu guérir en quelques jours, par les lotions alcalines et des pressions avec un racloir en corne qui vidait les follicules, une dame qui, ayant naturellement les follicules très-développés et la peau huileuse, vit sa figure criblée de points noirs, comme des grains de poudre, pendant qu'une fièvre muqueuse avait empêché ses soins de toilette journaliers. D'autres fois, chez des paysans sales, les exsudations de chaque follicule se joignent, et forment sur la peau de larges croûtes noires ou grises, qui se dissolvent également avec une eau alcaline. Une fois, j'ai pu autopsier une vieille femme qui mourut, à l'hôpital Saint-Louis, d'un érysipèle du cuir chevelu, et qui portait pareil varus. En faisant une coupe à la peau en même temps qu'aux croûtes, j'ai pu voir la matière sébacée de la surface de la peau continuer avec celle de l'intérieur des follicules. Alibert a reproduit mon observation dans sa monographie des dermatoses.

L'eau alcaline que j'emploie en pareil cas est celle-ci :

> Pr. Eau........................... 150 grammes.
> Sous-carbonate de soude.......... 60 grammes.

Dissolvez et filtrez.

Mettez un verre à liqueur de cette solution dans un verre d'eau ordinaire, puis lavez la figure avec une éponge, en ayant soin d'appuyer assez fortement. J'ai même souvent conseillé de racler la peau avec les ongles ou un couteau en corne flexible pour enlever parfaitement la matière sébacée concrétée, et exprimer, traire, si l'on peut parler ainsi, les petits utricules. Après ces lavages, j'en prescris d'autres avec du savon onctueux pour adoucir la peau, mais jamais avec de la pâte d'amandes ou tout autre cosmétique huileux ou gras. La solution alcaline, seule ou mélangée avec du savon, le savon seul, dissolvent si bien cette matière sébacée fluide ou concrète, que les ongles ou le racloir enlèvent une matière épaisse, alors comme caséeuse ; après quoi, l'on remarque que la peau a une blancheur insolite et un éclat nouveau. Par de tels moyens, très-simples, mais rationnels, continués fort longtemps, je suis parvenu d'abord à diminuer la défectuosité de divers varus sébacés, puis à en amener la guérison définitive par le retrait successif des follicules maintenus vides.

Ces simples moyens, à la longue, m'ont encore réussi pour certains *varus gutta rosea* dont les pustules étaient évidemment produites par des concrétions préexistantes de matière sébacée dans les follicules (Voyez l'*Histoire de l'inflammation dartreuse*). J'ai, en effet, suivi le mécanisme de production de ces pustules, et tout porte à croire que, la prédisposition générale aidant, le grumeau sébacé était la cause déterminante de la pustule. C'est ainsi qu'en s'opposant par des dissolvants à la concrétion de la matière sébacée, on s'oppose, en fin de compte, à la pustule.

Par des raisons dont on peut suivre la filiation, on conçoit la guérison de ces varus par le retrait des follicules distendus, par la diminution de leur sécrétion lorsqu'ils sont rentrés dans leur limite physiologique, comme on conçoit la guérison spontanée, je ne dirai pas de certains *varus gutta rosea*, mais de certaines pustules, et puis successivement de certaines portions de la figure, par l'inflammation adhésive, et en définitive la cicatrisation du cyste. Ceci ne s'observe que dans les *varus gutta rosea pustulosus* les plus graves, comme si la nature montrait précisément le remède par l'excès du mal. Le jeune homme que j'ai cité plus haut présentait des cicatrices nombreuses venues à la suite de pustules vareuses grosses et très-enflammées, et sur ces cicatrices, quelquefois rendues très-visibles par une blancheur particulière, on n'observait jamais plus de nouvelles pustules. Ce jeune homme finit par guérir, en ayant toute la figure couturée de petites cicatrices.

C'est en observant ainsi le mode d'action de la nature médicatrice que j'ai été amené à conseiller à différentes personnes de presser fortement leurs pustules vareuses avant leur maturité pour exciter une plus vive inflammation, ou, après avoir vidé leurs pustules de la gouttelette de pus et du grumeau sébacé qui la suit, d'enfoncer dans le cyste un crayon d'azotate d'argent taillé très-fin, pour cautériser l'intérieur du petit sac et déterminer plus sûrement son inflammation adhésive.

A ces moyens minutieux, mais indiqués par la disposition anatomo-pathologique de l'affection de la peau, je conseillais souvent de joindre des purgatifs pour diminuer la congestion vers la face ; tandis que je combattais cette hypérhémie cutanée par des onctions savonneuses astringentes que voici :

> Pr. Poudre de savon.................... 30 grammes.
> Sulfate de fer.................... 5 grammes.

Au moyen d'un pinceau en blaireau, on dissout en écume la poudre de savon médicamenteuse que je fais étendre sur la figure et garder le plus longtemps possible, même toute la nuit, après quoi on se lave avec de l'eau fraîche.

Malheureusement le sulfate de fer a l'inconvénient de tacher les linges. Aussi ne faut-il conseiller de se mettre au lit que lorsque la dissolution est parfaitement desséchée sur la figure. J'ai employé pareillement de l'alun et du sulfate de zinc, mais il me semble que je ne leur ai pas reconnu la même efficacité qu'au sulfate de fer que j'emploie depuis longtemps, ainsi que je l'ai consigné dans le *Bulletin de Thérapeutique*.

J'emploie ces mêmes savons astringents dans le *varus gutta rosea papulosus* léger (*acne rosacea*), ou après sa guérison que j'ai obtenue et vu obtenir par Alibert au moyen des cautérisations avec le crayon d'azotate d'argent. J'en ai publié deux observations en 1829 dans le *Journal universel des Sciences médicales*, et aujourd'hui, que je ne puis encore parfaitement apprécier toutes les merveilles du triple sel d'iode, de chlore et de mercure, je suis à me demander si ce nouveau remède dépassera de beaucoup cet ancien moyen ?

Mais si ce dernier était aussi efficace, pourquoi en a-t-on sitôt oublié les bienfaits ? Parce que ce remède, comme l'iodure de chlorure mercureux, est difficile à employer dans la pratique civile, soit parce qu'il est mal appliqué, soit parce qu'il ne peut pas être employé, et surtout assez longtemps, par les malades. Pour que les cautérisations à l'azotate d'argent réussissent sur le *varus gutta rosea papulosus*, il faut qu'elles soient assez fortes pour déterminer une vive chaleur le premier jour, et le lendemain une exsudation séro-muqueuse presque comparable à celle de la *melitagra* (*impétigo*). Il faut, enfin, que ces cautérisations soient répétées jusqu'à ce que cette exsudation qui se convertit en croûte ne se produise plus ou presque plus.

Si je ne me trompe, c'est un phénomène très-analogue d'inflammation que détermine l'application de l'iodure de chlorure mercureux. Et c'est ce qu'on appelle *poussée*, ce qu'on croit être la dépuration du mal ? Nous avons compris autrement les phénomènes de poussée et de dépuration, dans lesquels participe tout l'organisme, sollicité qu'il est par une médication et une diététique puissante. (Voyez notre Dogmatisme pratique des maladies dartreuses, *Bulletin de Thérapeutique*, t. XXXVII, 1849.) Les phénomènes locaux en question ne sont autre chose qu'un surcroît d'inflammation provoquée, surcroît d'inflammation qui amène des adhérences entre diverses cellules dermoïdes, entre les parois de différents vaisseaux capillaires, de divers cystes sébacés, ou bien la coagulation et l'organisation de l'albumine du sang, qui intercepte la circulation pathologique dans plusieurs vaisseaux capillaires dilatés. C'est ainsi que l'azotate d'argent agit dans les ophthalmies et ailleurs. Le nouveau triple sel peut avoir plus de puissance, mais il est difficile qu'il ait une autre action. Qu'on observe, qu'on étudie, qu'on examine et qu'on compare, la suite expliquera tout !

Qu'ai-je à dire maintenant sur le *varus gutta rosea tuberosus* qui illumine la figure de différents vieillards ? La plupart, ne voulant pas plus consentir à laisser traiter leur varus qu'à renoncer aux boissons alcooliques qui l'entretiennent, si elles ne l'ont pas fait naître, je ne puis dire qu'une chose : c'est qu'au début il peut être traité comme l'espèce précédente, avec l'espoir d'oblitérer les vaisseaux qui vont alimenter ces tubercules, celui de vider le cyste fermé et dégénéré, par une suppuration provoquée. Mais lorsque ces tubercules sont trop gros, ils rentrent dans le domaine de la chirurgie. Cependant, avant de les exciser, lorsque d'ailleurs ils ne seraient ni pédiculés, ni trop volumineux, ne pourrait-on pas les traiter comme Lallemand avait traité certains *nœvi materni*, les traverser par des épingles que l'on laisserait en place jusqu'à ce qu'elles eussent produit une suppuration et par suite une inflammation adhésive, qui, en gênant cette circulation pathologique, en atrophierait les tissus ? N'est-ce pas là encore, et d'une manière plus sensible, plus manifeste, le mode d'action des cautérisations à l'azotate d'argent, à peu près aussi la manière d'agir du nouveau sel tant vanté ?

Puisque je me suis imposé la tâche de passer en revue toutes les espèces de varus, terminons par deux mots sur les *varus mentagra fluens* et *induratus*. Il ne faut pas être très-versé dans la pathologie cutanée pour reconnaître l'utilité pratique de la distinction de ces deux espèces de mentagre qui réclament un traitement topique tout différent.

A toutes deux j'oppose à peu près le même traitement altérant et révulsif intérieur : boissons nitrées, abondantes, purgation un jour non l'autre, régime alimentaire herbacé et frugal. J'ajoute souvent de l'iodure de potassium donné jusqu'à 1 gramme et pendant longtemps pour la mentagre indurée. Dans la fluente que caractérise quelquefois un état aigu, et alors une sécrétion puriforme par chaque cyste ou bulbe pilifère, il m'est arrivé de borner mon traitement topique à des bains locaux d'eau froide. Ce moyen, uni à un traitement général rigoureux, réussit souvent mieux qu'un autre. Je débarrassai ainsi un berger d'une mentagre fluente chronique qu'il portait depuis plusieurs années. Je réserve pour la fin du traitement les bains ou les lotions avec le sulfate de fer, pour combattre l'hypérhémie dernière de la première espèce ou les indurations de la seconde. (Voir le *Bulletin de Thérapeutique*, t. XXIV, 1845, pour le traitement de la mentagre par le sulfate de fer.) Depuis cette époque, je me suis très-bien trouvé d'y joindre la nuit une application de savon et de sulfate de fer, d'après la formule que j'ai donnée plus haut. Ce moyen hâte d'une manière fort remarquable la guérison définitive de la mentagre fluente, alors qu'il ne reste plus que de la rougeur à la peau et des furfures épidermatiques, annonçant la participation qu'a prise à la maladie des follicules le réseau capillaire du derme ou le corps muqueux de Malpighi.

Faudra-t-il maintenant renoncer à ces moyens pour adopter définitivement, uniquement et généralement les pommades au proto-iodure de mercure ou à l'iodure de chlorure mercureux? J'avais toujours observé que les corps gras, en bouchant les ouvertures des follicules, en rancissant sur la peau, exaspéraient la maladie. Mais si cette exaspération est un bien par l'inflammation vive et médicatrice qui en résulte, les moyens que j'indique n'en resteraient que comme adjuvants et simplement pour combattre les dernières traces de l'hypérhémie consécutive. Que dis-je! ils resteront toujours et serviront utilement pour préserver un nouveau retour. En effet, avant de clore ces lignes, j'ai voulu revoir la malade qui les avait inspirées et j'ai trouvé quelques petites pustules qui se reproduisaient, quelques points rouges qui apparaissaient. Force m'a donc été de revenir à mes anciennes méthodes et force me sera aussi de considérer le proto-iodure de mercure, même l'iodure de chlorure mercureux, les cautérisations à l'azotate d'argent, comme des agents précieux devant remplir les indications les plus importantes dans le traitement des *varus gutta rosea* et *mentagra* graves, mais ne dispensant ni des autres adjuvants, ni surtout d'un traitement éliminateur général.

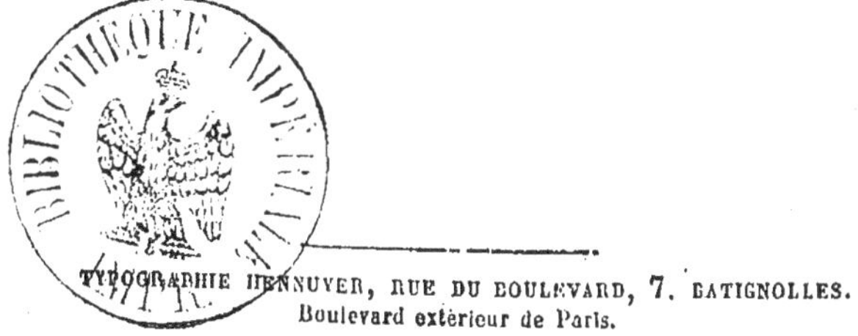

TYPOGRAPHIE HENNUYER, RUE DU BOULEVARD, 7. BATIGNOLLES.
Boulevard extérieur de Paris.

9 782019 942403